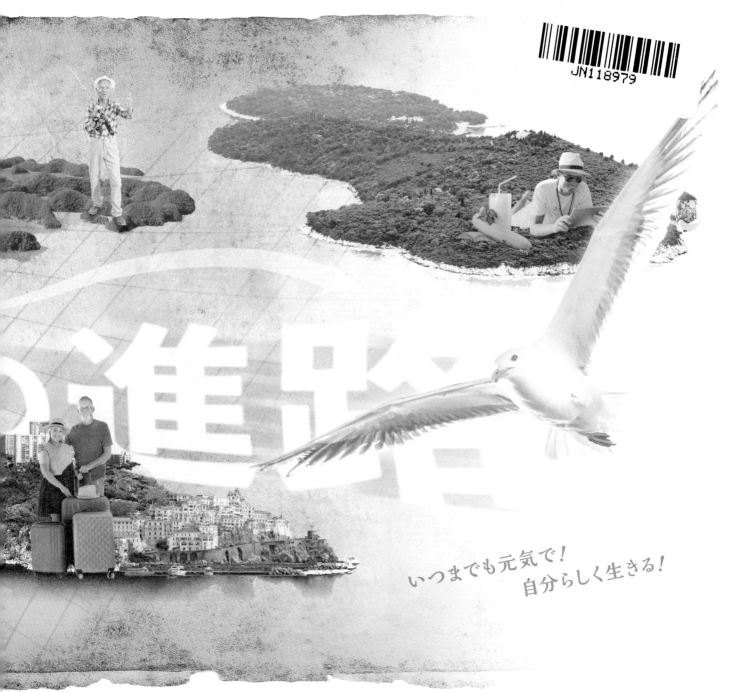

進路

JN118979

いつまでも元気で！
自分らしく生きる！

5

目次

人生と健康の舵を、自分自身で握る

　コロナウイルスの感染拡大をきっかけに生まれた「新しい生活様式」。いつか終わりを迎え、コロナ以前に戻れるのか。それとも新常識として定着していくのか。まだ誰にもわかりません。**手洗いやマスクなど感染防止対策は、当面欠かせない。それだけは明らかです。**

　そんな中、唾液のポテンシャルに注目した前著『あふれる力。唾液がカギを握る！──世界総マスク時代の健康法』。これには驚くほどたくさんの反響がありました。
　唾液を通じて、誰もがカンタンに身体を守ることができる。その方法を知った人はガムを噛むなどの取り組みを積極的に始め、日々自衛の力を高めています。

　一方で、もっと大きな視点から健康を考えることも必要です。
　人生100年時代と言われる今、**自分自身で生き方をクリエイトできる世の中となりました。**夢や情熱があれば年齢は関係ありません。

　80歳を過ぎてからアプリ開発を手がけた、若宮正子さんという方がいます。彼女はそのチャレンジがきっかけで、世界中のエンジニアが注目する国際的な会議に特別招待されることに。「世界最高齢のプログラマー」として、一躍時の人となりました。何事にも好奇心旺盛で、行動力もある若宮さん。その姿を見た人はみな、思います。**「自分もあんなふうに元気に歳を重ねたい」**と。

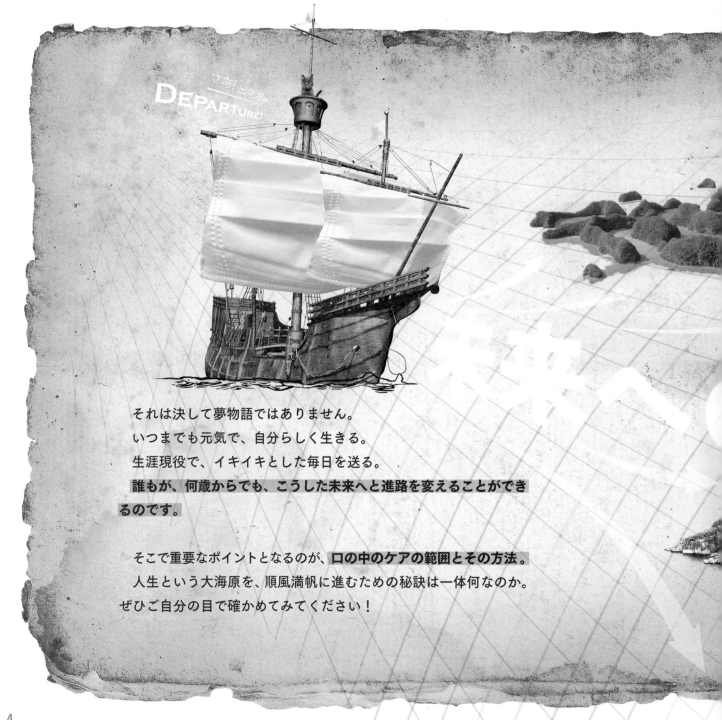

DEPARTURE! さあ！出発だ

それは決して夢物語ではありません。

いつまでも元気で、自分らしく生きる。

生涯現役で、イキイキとした毎日を送る。

誰もが、何歳からでも、こうした未来へと進路を変えることができるのです。

そこで重要なポイントとなるのが、**口の中のケアの範囲とその方法。**

人生という大海原を、順風満帆に進むための秘訣は一体何なのか。

ぜひご自分の目で確かめてみてください！

4

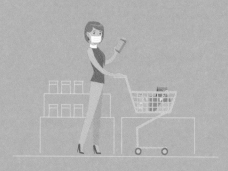
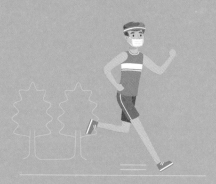

マスクは今や外出時の
必須アイテム

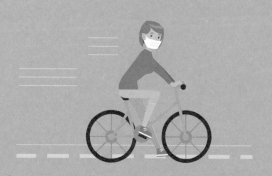
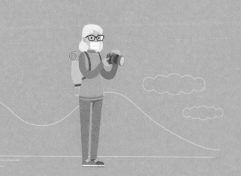

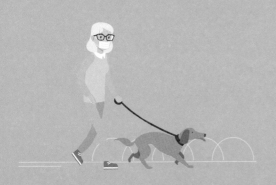
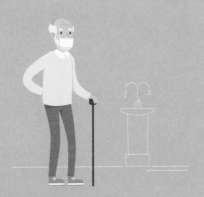
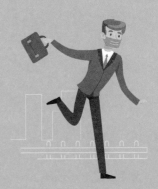

色、形、素材、さまざまなものが開発され、
機能性もアップしています。
しかしマスクがいくら進化しても、
ある悩みが絶えません。

それはマスクの内側の『口臭』です。

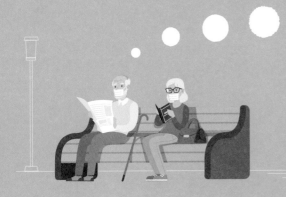
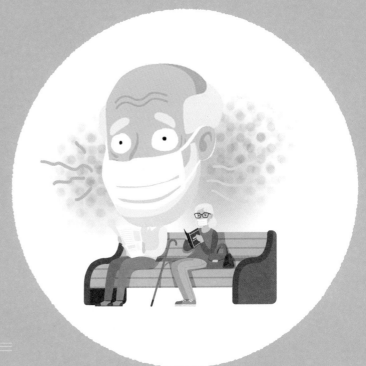

「マスクの内側が自分の息でクサい……」

長時間マスクを付ける機会が増え、口臭に悩む人が増えています。内側にこもるニオイで、「仕事に集中できない」「頭が痛くなる」なんていう声もちらほら。みなさんも感じたことがある、もしくは今まさに悩んでいるのではないでしょうか。

外出中……

運動中……

仕事中……

マスクにこもるニオイ。

みんな口臭対策、どうしてる？

マスクにこもる口臭が気になっている人たちは、どんな対策をしている
のか。次のような調査結果が出ています。

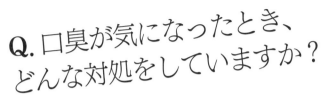

Q. 口臭が気になったとき、どんな対処をしていますか？

（複数回答）

歯を磨く	**75.4%**
水やお茶を飲む	**63.2%**
うがいをする	**52.0%**
ガムやタブレットを噛む	**47.4%**
洗口液で口をゆすぐ	**42.7%**
舌を磨く	**34.5%**
人に近づいて話さない。人が近くに来たら少し距離を取るようにする	**34.5%**

出典：第一三共ヘルスケア株式会社2020年6月調査
「ニューノーマル（新常態）時代の口臭ケアとは？」より

しかし残念ながら、
こうした方法は
一時的なもの。

**根本的な
解決には
なりません。**

そもそもニオうのは**なぜ？**

口臭の原因は、口の中に潜む「細菌」。歯をよく磨く人で1000 〜 2000億個、あまり磨かない人だと4000 〜 6000億個の細菌がいると言われています。ほとんど歯磨きをしない人だと、その数は1兆にものぼるとか。

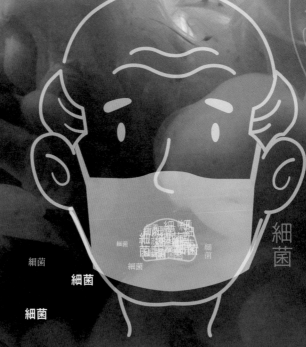

細菌 細菌 細菌 細菌 細菌 細菌 細菌

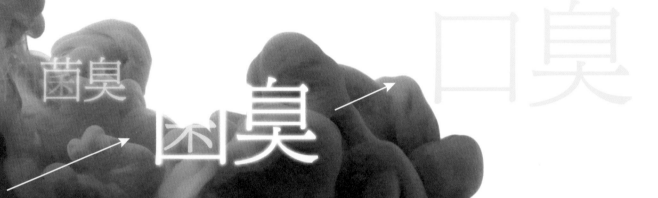

菌臭 → 困臭 → 口臭

増えた細菌は、はがれ落ちた粘膜や食べカスなどを分解・発酵させます。そのときに出るガスが、口臭となるのです。

さらに、マスク生活が細菌を増やす要因にもなっています。マスクをすることで口呼吸が増えたり、飲み物を飲む回数が減るなどして口の中は乾きがちに。**ドライな口は、細菌の増殖にうってつけなのです。**

根本的に口臭を解決する。
そのために重要なのは、**細菌の数を減らす**こと。

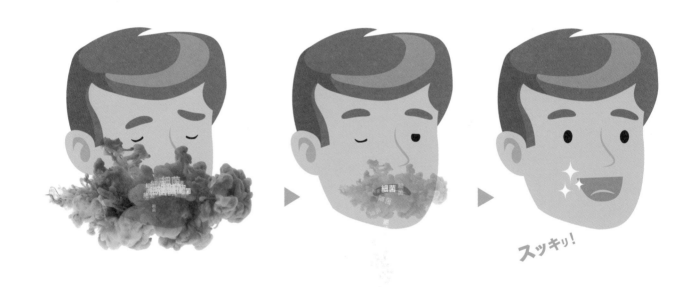

スッキリ!

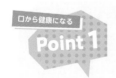

口から健康になる
Point 1　口の中の細菌数そのものを減らす

口臭にも種類がある！

「クサい息はみんな一緒」と思っていたら大間違い！　実は次の2つに大きく分けることができます。

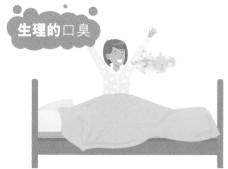

生理的口臭

朝起きたときやお腹が空いたとき、緊張したときなど一時的に強まる口臭。誰にでもあり、食事や飲み物を飲むことで弱まります。

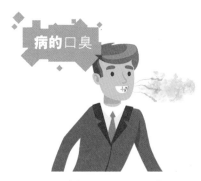

病的口臭

なんらかの病気が原因となる口臭。むし歯・歯周病など口の中の環境に由来する場合と、糖尿病や消化器系の病気など全身疾患が原因となる場合があります。

口の中の汚れ具合に比例して、生理的口臭も強くなります。また一般的な病的口臭の90%は、口の中に原因があるとのこと。やはり日ごろのケアが重要です！

 検索　　Q. じゃあ、細菌はどこにいて、どうやったら減らせるの？　▶▶▶▶▶

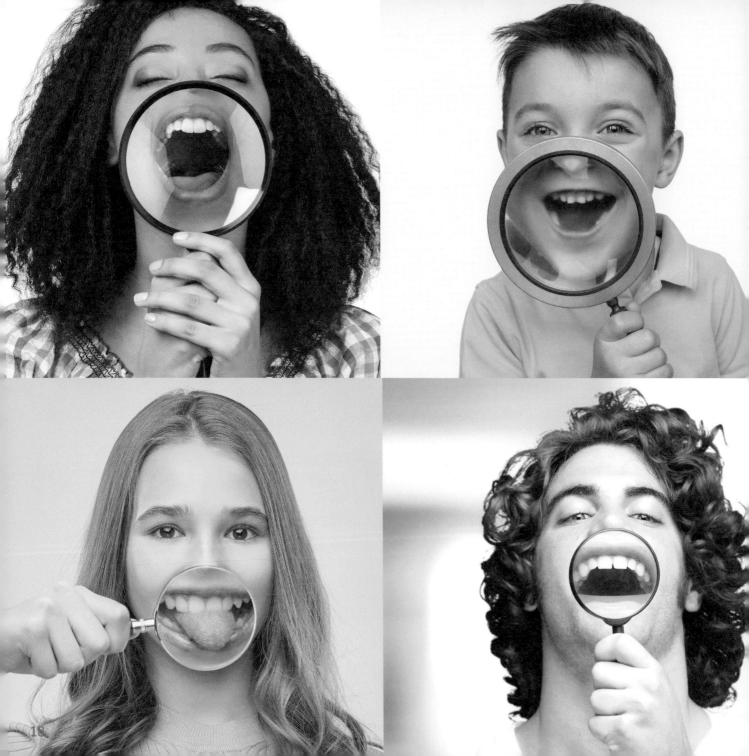

Q:口の中の細菌はどこにいるでしょうか？

①歯

②舌の上

③ほっぺたの内側
（頰粘膜）

④歯ぐき

A: ①、②、③、④、すべて正解！
　　細菌は口の中全体にいます。

口には約700種類の細菌がいると言われていて、
その中にむし歯や歯周病に関わる細菌が含まれています。

歯に関しては自分のリスク部位[※]を把握して
毎日セルフケアを行ない、
すべての歯面から細菌を落とす。
それが重要です。

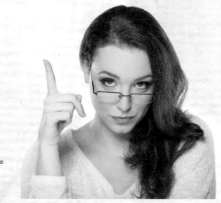

※リスク部位……むし歯や歯周病になりやすく、細菌がたまりやすい部位。
たとえば歯と歯の間や詰め物の周り、歯並びがそろって
いないところなど。

セルフケアの内容

・歯と歯の間にデンタルフロスを通し、
　歯ぐきの下1〜2ミリ（目安）まで入れて
　しっかり汚れをかき出す

・歯磨き
　（ワンタフトブラシ、3列歯ブラシを使用）

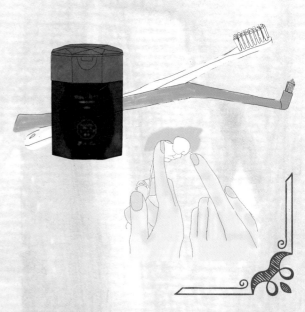

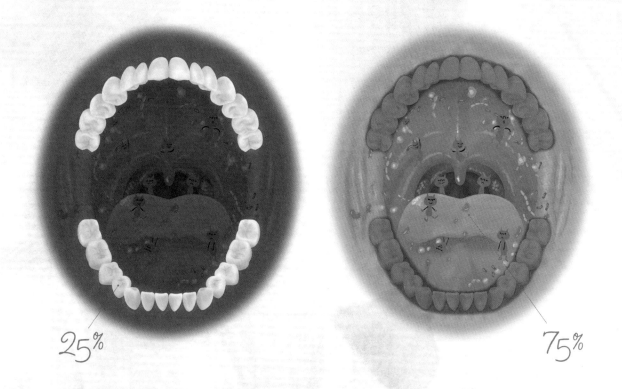

25%

75%

歯の表面積は、口の中で約25%※を占めています。そこをきちんとケアしたうえで、舌、頬粘膜、歯ぐきなど、残りの約75%をケアすることがとても大事！ この部分に細菌が残っていると、歯に付着して増殖してしまうからです。「本当にキレイな口」にするためには、**歯だけでなく舌や粘膜なども含めた「口の中全体のケア」**が必須！ それができて、初めて**細菌を減らすことができるのです。**

※Kerr W.J.S. and D.A.M. Geddes. The areas of various surfaces in the human mouth from nine years to adulthood. J. Dent. Res. 1991, 70 (12)

口の中全体から細菌はどう減らす？

では、舌、頬粘膜、歯ぐきなどには
どんなアプローチが効果的なのでしょうか？

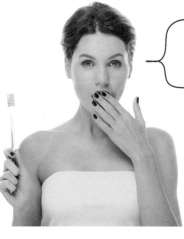

歯ブラシでこすって落とす

歯ブラシは歯専用のケアアイテム。
歯以外の場所に使うと粘膜を傷つけてしまいます。
細菌を落とす効果も、もちろん期待できません。

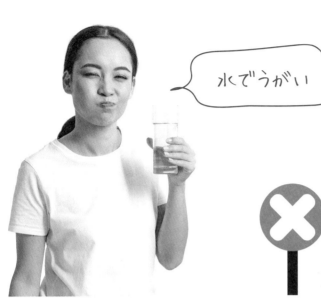

水でうがい

❌

口の中に潜む細菌は粘着性があり、
水でうがいするだけでは落ちません。

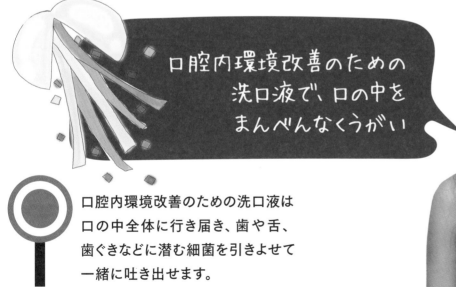

口腔内環境改善のための
洗口液で、口の中を
まんべんなくうがい

⭕

口腔内環境改善のための洗口液は
口の中全体に行き届き、歯や舌、
歯ぐきなどに潜む細菌を引きよせて
一緒に吐き出せます。

口腔内環境改善のための洗口液は、ここがスゴい！

　口腔内環境改善のための洗口液だけが持つ、ユニークなポイントをご紹介。使うと一体、どんなうれしいことがあるのでしょうか！？

■ 口の中に潜む細菌を洗い出す

　歯磨きで歯の表面からはがれた細菌の一部は、うがいで吐き出されます。しかし残った細菌は口の中をただよい、再び歯や粘膜にくっついて増殖し始めてしまうのです。

　一方、口腔内環境改善のための洗口液を用いると細菌はそのまま洗口液とともに口の外へ。続けることで少しずつ細菌が減り、口の中がキレイになっていきます。

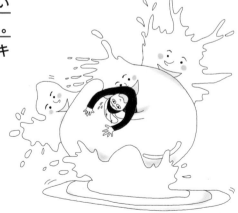

唾液もキレイに

　口の中がキレイになると、唾液に含まれる細菌量も減って「キレイな唾液」に。そのキレイな唾液が口の中に行き渡ることで清潔が保たれ、長時間細菌が少ない状態を保つ相乗効果が生まれます。

なめらかに、口の中すみずみまで届く

　口腔内環境改善のための洗口液は、口の中でなめらかに広がるのがポイント。「奥のほうに届かせよう」「舌の下側にくぐらせたい」など、自分の思ったところにしっかり行き渡らせることができます。
　また歯と歯のスキマや、歯並びが悪く歯ブラシが届きづらいところに入り込むのも、洗口液ならではの特長です。

刺激が少ない、
やさしい使い心地

アルコールの配合量がごく微量なものなら使用感はマイルドで、刺激がとても控えめです。

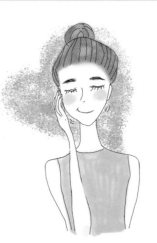

気持ちよいスッキリ感で、
毎日快適！

口の中のネバつきや口臭などの不安が減って、気分よく過ごせる時間が増加。すがすがしい毎日へとつながります。

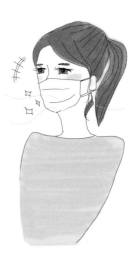

オススメの使い方

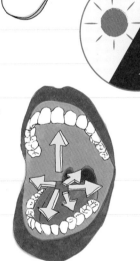

量：

1回に使う洗口液の量は7〜10㎖（カレースプーン1杯）が目安。

タイミング：

朝晩、歯磨きのあと。

使い方：

口の中全体に行き渡るよう上下左右、舌の下までまんべんなくブクブクうがいをしましょう。吐き出したらそのままで大丈夫です。どうしても味が気になる場合は、少量の水ですすいでください。

口から健康になる
Point 2
口腔内環境改善のための洗口液で、
口の中全体をケアする

徹底比較！
「全体」を

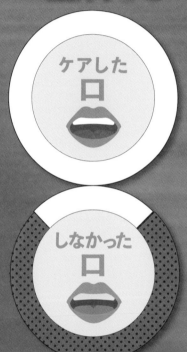

ケアした
口

しなかった
口

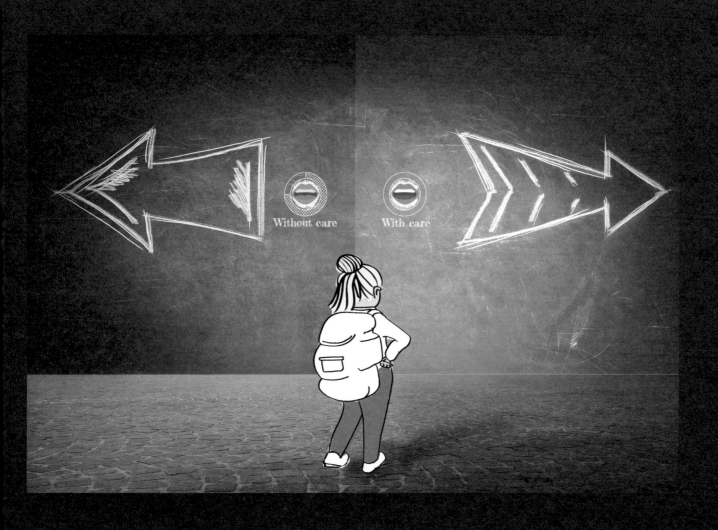

ロの中全体をケアすると、ナニが変わるの??

口の中の細菌は、1日の中で増減を繰り返します。そのとき口全体をケアした場合としなかった場合では、細菌の数や増え方にこれだけの違いが表れるのです。

〈右グラフの見方〉

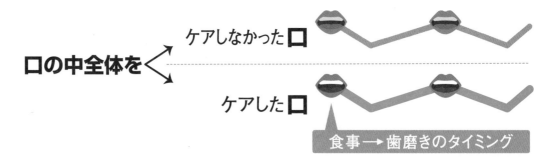

口の中全体を

ケアしなかった口

ケアした口

食事 → 歯磨きのタイミング

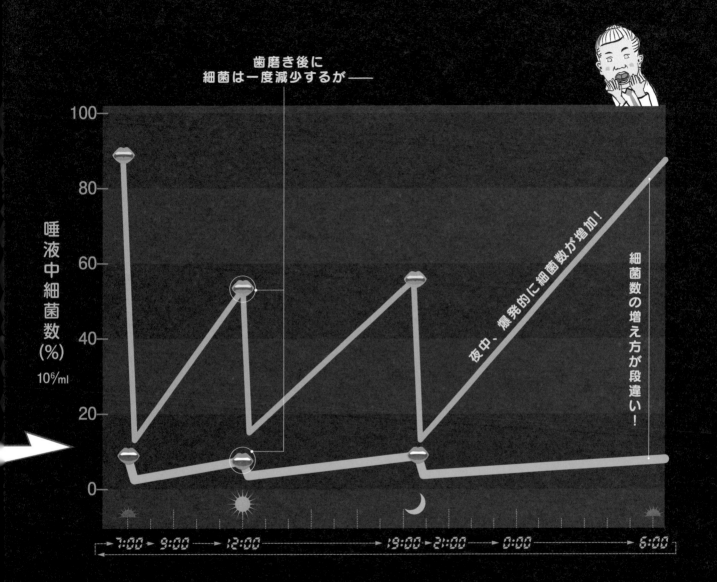

※細菌増殖のイメージ　Nolte WA:Oral Microbiology with Basic Microbiology and Immunology 4th ed. 1982 より一部改変

口と体の、切っても切れない 密接な関係

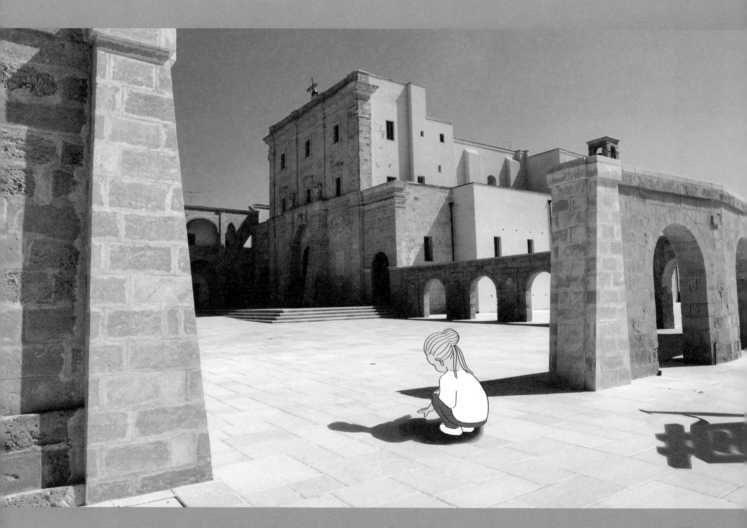

数ある病気の中で、口の環境と高い関連性が指摘される誤嚥性肺炎。その姿に迫ります。

「誤嚥」とは

食道を通るべき食べ物や唾液が、誤って気管に入ってしまうこと。気管に入った異物は、通常むせることで外に押し出されます。

「誤嚥性肺炎」とは

誤嚥した際、異物と一緒に細菌が肺に入り込んで炎症を起こす肺炎が「誤嚥性肺炎」です。

誤嚥性肺炎が起こるメカニズム

　高齢になり飲み込む力が弱まると、誤嚥しやすくなります。加えて唾液や食べ物が気管に入ったとき、それ以上の侵入を防ぐ反射機能が低下していた場合むせることができなくなってしまうのです。すると食べ物はそのまま肺へ。

　このとき、歯ぐきから出血があったり歯がぐらついているなど口の中の状態が悪いと、食べ物や唾液にくっつく細菌の量も増加。誤嚥性肺炎発症のリスクが高まります。

※そのほか胃から胃酸を含む内容物が逆流した際、誤嚥を起こして発症する場合もあります。

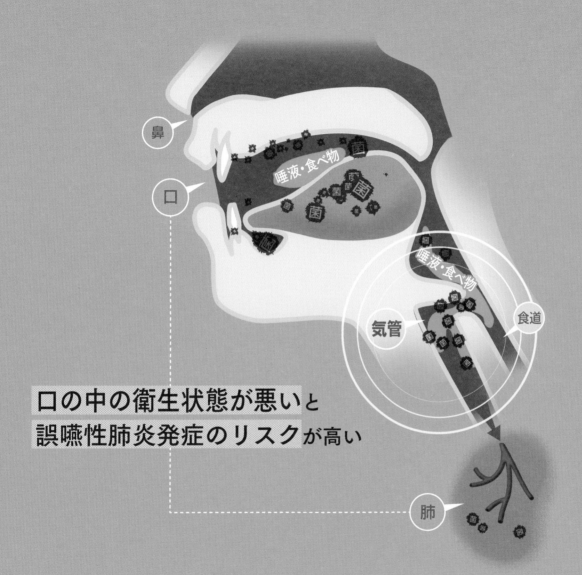

鼻

口

睡液・食べ物

睡液・食べ物

気管

食道

口の中の衛生状態が悪いと
誤嚥性肺炎発症のリスクが高い

肺

症状

　肺炎の典型的な症状には、激しい咳・発熱・膿のような痰が出るといったものがあります。しかし高齢者になると、はっきりした症状が出にくくなり、軽い風邪だと思っていたら誤嚥性肺炎が進行していた！　なんていうこともしばしば。重症化して初めて気づくこともあるので、注意が必要です。

発症

60代以降から患者数が増加。高齢になるほど死亡者数も増えていきます。

若い人は"隠れ誤嚥（不顕性誤嚥）"に要注意!

寝ている間など、無意識のうちに誤嚥を起こし肺炎のリスクを高めるのが「隠れ誤嚥（不顕性誤嚥）」。これは高齢者だけでなく、若年層も注意が必要です。

私たちの身近に忍び寄る
誤嚥性肺炎

近年、誤嚥性肺炎の死亡者数は年間約4万人と報告されています。ただその数は増え続けており、2030年になると12万人を超えるという予測が。これは日本の死因で3番目に多い老衰※とほぼ同じレベルの数です。誤嚥性肺炎は決して他人事ではない病気。早いうちから口の中の環境を整えて、リスクを下げることが何よりも肝心です。

※厚生労働省
「令和元年（2019）人口動態統計月報年計（概数）の概況」より

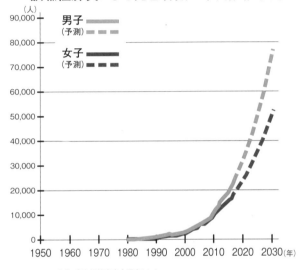

誤嚥性肺炎による死亡者数の年次推移予測

(人)

男子（予測）
女子（予測）

90,000
80,000
70,000
60,000
50,000
40,000
30,000
20,000
10,000
0

1950 1960 1970 1980 1990 2000 2010 2020 2030 (年)

出典: 東京都健康安全研究センター
「人口動態統計からみた日本における肺炎による死亡について」2018

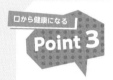

口から健康になる
Point 3

"細菌の少ないキレイな口"をキープすることが、全身疾患のリスクを下げるカギ

歯から口の中全体へ。
それが〝これからのオーラルケア〟のスタンダード

「歯を磨こう」「歯を大切に」

世の中は、歯に注目したキャッチコピーであふれています。

もちろんそれは間違いではありません。

しかし、ここまで読んでくださった方ならおわかりでしょう。

歯に目を向けているだけでは不十分だということを。

本当に必要なのは、**「口の中全体をキレイにしよう」**

「歯も粘膜も全てケアする」という考え方と行動です。

それを実行して初めて

どんな世の中でも病気の不安がなく、

食べたいものを食べ、

行きたいところに出かけ、

やりたいことにチャレンジできる。

充実した人生や手ごたえのある毎日を送ることができるのです。

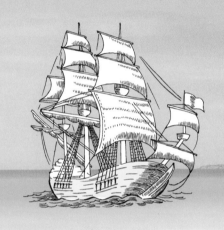

健やかな毎日は、
細菌の少ない「キレイな口」から始まる!

おわりに

　新型コロナウイルス感染症によるパンデミックから、もうすぐ1年が経とうとしています。ワクチン開発は急ピッチで進められていますが、いまだ安全で確実な対処法は確立していません。感染拡大の防止は、個人の予防対策と行動にゆだねられている状態です。

　日本ではうがい、手洗いの徹底が呼びかけられ、飲食店や商業施設は消毒用のアルコールを設置。マスクも日常的なものとなりました。ニューノーマルとして生活になじみ始めている「自分で自分の身体を守る行動」。これらの取り組みには一定の効果があり、今後も必要だという点に疑いはありません。

　しかし、私たちは"守る一方"で良いのでしょうか。

「健康は与えられるものではない」

　今回の出来事で、誰もがそう痛感したはずです。
　これからの時代は身体を守ると同時に、「自分で自分の健康を育む」攻めの姿勢が必須となります。

　そのために欠かせないのが、口の中から細菌を減らすこと。
　健康づくりならば、運動したり食生活を見直すといった方法を検討する方もいるでしょう。それらの工夫に加えて、やはり口のケアにも取り組んでいただきたいのです。それはなぜか。

口は体の内側と外側の境にある、いわば玄関のようなものです。もし家の玄関が汚れていたら、出入りするたびに中がどんどん汚れていきますよね。口も同じです。

　たとえ体力をつけたりバランスの良い食事をしたとしても、体の内側を細菌がかけめぐっていたとしたら……。それは本当に健康なのでしょうか。

　また、「いつか病気になるかもしれない」という恐れが心の片隅にある毎日と、きちんと予防を行なったうえで自分の健康に自信がある毎日。どちらが望ましいかは明らかでしょう。

　ポストコロナ社会において、私たちが取るべき行動はただ一つ。**「口を通じてリスクに強い身体づくりをする」**ことです。

　そのための秘訣が、この本でお伝えしてきた３つの「口から健康になるPoint」。最後に今一度、振り返りましょう。

Point 1 口の中の細菌数そのものを減らす
Point 2 口腔内環境改善のための洗口液で、口の中全体をケアする
Point 3 "細菌の少ないキレイな口"をキープすることが、全身疾患のリスクを下げるカギ

「本当の健康」とは、口の中全体をケアするところから始まるものなのです。

『細菌を減らした「キレイな口」で、本当の健康を育む
── 今こそ、「リスクに強い身体づくり」の時代 』

2021 年 2 月 1 日　第一刷発行

著者　　　　株式会社オーラルケア
発行人　　　大竹 喜一
発行所　　　株式会社オーラルケア
　　　　　　〒 116-0013　東京都荒川区西日暮里 2-32-9
　　　　　　TEL:03-3801-0151　　https://www.oralcare.co.jp
印刷・製本　株式会社エデュプレス
編集・制作　株式会社オーシープランニング
